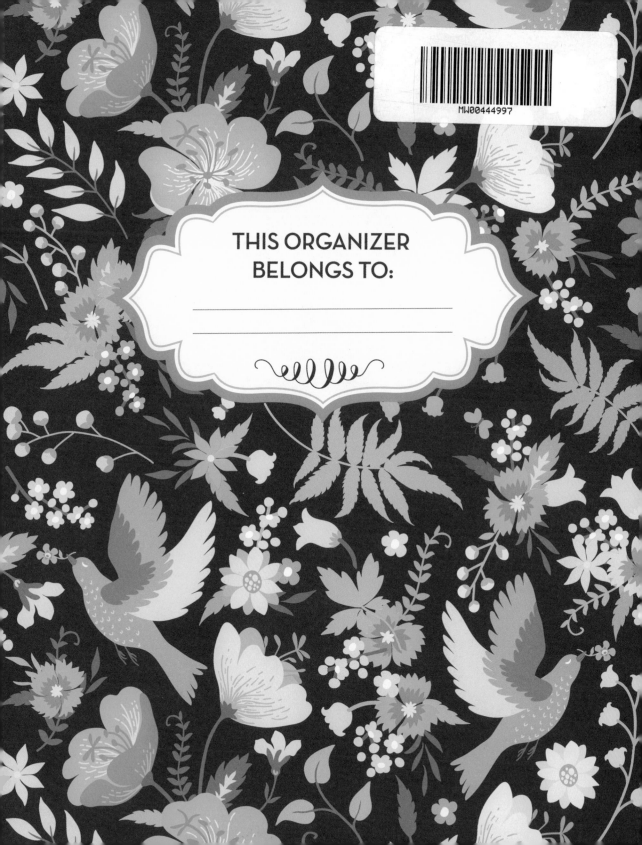

THIS ORGANIZER
BELONGS TO:

_____

_____

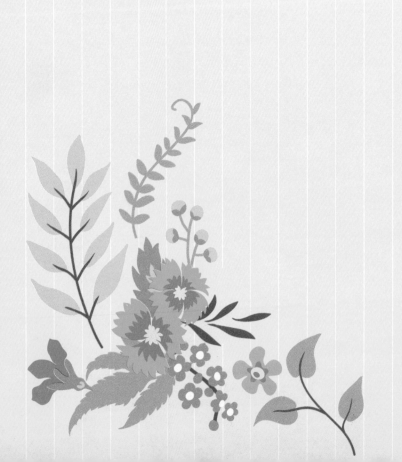

PERSONAL INFORMATION

Address: _____

_____

Home Phone: _____

Mobile Phone: _____

Email: _____

Emergency Contact: _____

_____

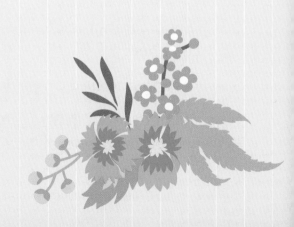

INTRODUCTION

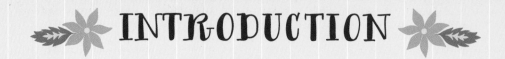

The day-to-day business of raising a family can be overwhelming. Fortunately, the *Busy Family Organizer* is here to help. This organizer keeps all of the calendars, contacts, chore charts, lists, and other important information in one place—saving you time, frustration, and money. Tabbed divider pages make it easy to find what you're looking for fast!

HERE IS WHAT'S INCLUDED:

- Weekly calendars to keep activities, appointments, and schedules straight

- Menu planning pages to help you to save time and money

- Handy charts and checklists to keep track of household chores

- A birthday, anniversary, and special occasion monthly log with a gift and thank you note checklist

- Party planning pages to help take the stress out of your next celebration

- Travel planning pages and packing lists to keep you organized and ready for adventure

- A guided contact and address section to log important names and numbers

- Journaling and grid pages for notes and doodles

- Practical tear-out lists for shopping, babysitter, and general "to do"

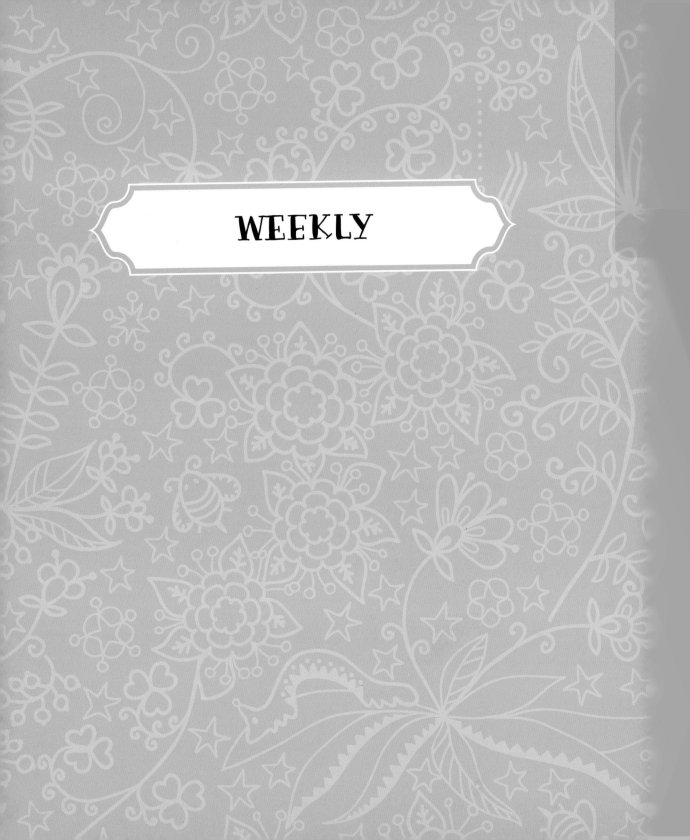

WEEKLY

WEEK OF:

Monday _____

Tuesday _____

Wednesday _____

Thursday _____

Friday _____

Saturday _____

Sunday _____

Notes _____

WEEK OF:

Monday _____

Tuesday _____

Wednesday _____

Thursday _____

Friday _____

Saturday _____

Sunday _____

Notes _____

WEEK OF:

Monday _____

Tuesday _____

Wednesday _____

Thursday _____

Friday _____

Saturday _____

Sunday _____

Notes _____

WEEK OF:

Monday _____

Tuesday _____

Wednesday _____

Thursday _____

Friday _____

Saturday _____

Sunday _____

Notes _____

WEEK OF:

Monday _____

_____

Tuesday _____

_____

Wednesday _____

_____

Thursday _____

_____

Friday _____

_____

Saturday _____

_____

Sunday _____

_____

Notes _____

_____

_____

WEEK OF:

Monday _____

_____

Tuesday _____

_____

Wednesday _____

_____

Thursday _____

_____

Friday _____

_____

Saturday _____

_____

Sunday _____

_____

Notes _____

_____

_____

WEEK OF:

Monday _____

Tuesday _____

Wednesday _____

Thursday _____

Friday _____

Saturday _____

Sunday _____

Notes _____

WEEK OF:

Monday _____

Tuesday _____

Wednesday _____

Thursday _____

Friday _____

Saturday _____

Sunday _____

Notes _____

WEEK OF:

Monday _____

_____

Tuesday _____

_____

Wednesday _____

_____

Thursday _____

_____

Friday _____

_____

Saturday _____

_____

Sunday _____

_____

Notes _____

_____

_____

WEEK OF:

Monday _____

_____

Tuesday _____

_____

Wednesday _____

_____

Thursday _____

_____

Friday _____

_____

Saturday _____

_____

Sunday _____

_____

Notes _____

_____

_____

WEEK OF:

Monday _____

Tuesday _____

Wednesday _____

Thursday _____

Friday _____

Saturday _____

Sunday _____

Notes _____

WEEK OF:

Monday _____

Tuesday _____

Wednesday _____

Thursday _____

Friday _____

Saturday _____

Sunday _____

Notes _____

WEEK OF:

Monday _____

_____

Tuesday _____

_____

Wednesday _____

_____

Thursday _____

_____

Friday _____

_____

Saturday _____

_____

Sunday _____

_____

Notes _____

_____

_____

WEEK OF:

Monday _____

_____

Tuesday _____

_____

Wednesday _____

_____

Thursday _____

_____

Friday _____

_____

Saturday _____

_____

Sunday _____

_____

Notes _____

_____

_____

WEEK OF:

Monday _____

_____

Tuesday _____

_____

Wednesday _____

_____

Thursday _____

_____

Friday _____

_____

Saturday _____

_____

Sunday _____

_____

Notes _____

_____

_____

WEEK OF:

Monday _____

_____

Tuesday _____

_____

Wednesday _____

_____

Thursday _____

_____

Friday _____

_____

Saturday _____

_____

Sunday _____

_____

Notes _____

_____

_____

WEEK OF:

Monday _____

Tuesday _____

Wednesday _____

Thursday _____

Friday _____

Saturday _____

Sunday _____

Notes _____

WEEK OF:

Monday _____

Tuesday _____

Wednesday _____

Thursday _____

Friday _____

Saturday _____

Sunday _____

Notes _____

WEEK OF:

Monday _____

Tuesday _____

Wednesday _____

Thursday _____

Friday _____

Saturday _____

Sunday _____

Notes _____

WEEK OF:

Monday _____

Tuesday _____

Wednesday _____

Thursday _____

Friday _____

Saturday _____

Sunday _____

Notes _____

WEEK OF:

Monday _____

_____

Tuesday _____

_____

Wednesday _____

_____

Thursday _____

_____

• • • • • • • • • • • • •

Friday _____

_____

Saturday _____

_____

Sunday _____

_____

Notes _____

_____

_____

WEEK OF:

Monday _____

_____

Tuesday _____

_____

Wednesday _____

_____

Thursday _____

_____

• • • • • • • • • • • • •

Friday _____

_____

Saturday _____

_____

Sunday _____

_____

Notes _____

_____

_____

WEEK OF:

Monday _____

Tuesday _____

Wednesday _____

Thursday _____

Friday _____

Saturday _____

Sunday _____

Notes _____

WEEK OF:

Monday _____

Tuesday _____

Wednesday _____

Thursday _____

Friday _____

Saturday _____

Sunday _____

Notes _____

WEEK OF:

Monday _____

_____

Tuesday _____

_____

Wednesday _____

_____

Thursday _____

_____

· · · · · · · · · · · · ·

Friday _____

_____

Saturday _____

_____

Sunday _____

_____

Notes _____

_____

_____

_____

WEEK OF:

Monday _____

_____

Tuesday _____

_____

Wednesday _____

_____

Thursday _____

_____

· · · · · · · · · · · · ·

Friday _____

_____

Saturday _____

_____

Sunday _____

_____

Notes _____

_____

_____

_____

WEEK OF:

Monday _____

_____

_____

Tuesday _____

_____

_____

Wednesday _____

_____

_____

Thursday _____

_____

_____

Friday _____

_____

_____

Saturday _____

_____

_____

Sunday _____

_____

_____

Notes _____

_____

_____

_____

WEEK OF:

Monday _____

_____

_____

Tuesday _____

_____

_____

Wednesday _____

_____

_____

Thursday _____

_____

_____

Friday _____

_____

_____

Saturday _____

_____

_____

Sunday _____

_____

_____

Notes _____

_____

_____

_____

WEEK OF:

Monday _____

_____

Tuesday _____

_____

Wednesday _____

_____

Thursday _____

_____

Friday _____

_____

Saturday _____

_____

Sunday _____

_____

Notes _____

_____

_____

_____

WEEK OF:

Monday _____

_____

Tuesday _____

_____

Wednesday _____

_____

Thursday _____

_____

Friday _____

_____

Saturday _____

_____

Sunday _____

_____

Notes _____

_____

_____

_____

WEEK OF:

Monday _____

Tuesday _____

Wednesday _____

Thursday _____

Friday _____

Saturday _____

Sunday _____

Notes _____

WEEK OF:

Monday _____

Tuesday _____

Wednesday _____

Thursday _____

Friday _____

Saturday _____

Sunday _____

Notes _____

WEEK OF:

Monday _____

_____

_____

Tuesday _____

_____

Wednesday _____

_____

Thursday _____

_____

_____

Friday _____

_____

_____

Saturday _____

_____

Sunday _____

_____

Notes _____

_____

_____

_____

WEEK OF:

Monday _____

_____

_____

Tuesday _____

_____

Wednesday _____

_____

Thursday _____

_____

_____

Friday _____

_____

_____

Saturday _____

_____

Sunday _____

_____

Notes _____

_____

_____

_____

WEEK OF:

Monday _____

_____

Tuesday _____

_____

Wednesday _____

_____

Thursday _____

_____

Friday _____

_____

Saturday _____

_____

Sunday _____

_____

Notes _____

_____

_____

WEEK OF:

Monday _____

_____

Tuesday _____

_____

Wednesday _____

_____

Thursday _____

_____

Friday _____

_____

Saturday _____

_____

Sunday _____

_____

Notes _____

_____

_____

WEEK OF:

Monday _____

Tuesday _____

Wednesday _____

Thursday _____

Friday _____

Saturday _____

Sunday _____

Notes _____

WEEK OF:

Monday _____

Tuesday _____

Wednesday _____

Thursday _____

Friday _____

Saturday _____

Sunday _____

Notes _____

WEEK OF:

Monday _____

Tuesday _____

Wednesday _____

Thursday _____

Friday _____

Saturday _____

Sunday _____

Notes _____

WEEK OF:

Monday _____

Tuesday _____

Wednesday _____

Thursday _____

Friday _____

Saturday _____

Sunday _____

Notes _____

MENU

MENU PLANNING

WEEK OF:

Monday _____

Tuesday _____

Wednesday _____

Thursday _____

Friday _____

Saturday _____

Sunday _____

To Buy _____

MENU PLANNING

WEEK OF:

Monday _____

Tuesday _____

Wednesday _____

Thursday _____

Friday _____

Saturday _____

Sunday _____

To Buy _____

MENU PLANNING

WEEK OF:

Monday _____

Friday _____

_____

_____

_____

_____

Tuesday _____

Saturday _____

_____

_____

_____

_____

Wednesday _____

Sunday _____

_____

_____

_____

_____

Thursday _____

To Buy _____

_____

_____

_____

_____

_____

MENU PLANNING

WEEK OF:

Monday _____

Friday _____

_____

_____

_____

_____

Tuesday _____

Saturday _____

_____

_____

_____

_____

Wednesday _____

Sunday _____

_____

_____

_____

_____

Thursday _____

To Buy _____

_____

_____

_____

_____

MENU PLANNING

WEEK OF:

Monday _____

Friday _____

Tuesday _____

Saturday _____

Wednesday _____

Sunday _____

Thursday _____

To Buy _____

MENU PLANNING

WEEK OF:

Monday _____

Friday _____

Tuesday _____

Saturday _____

Wednesday _____

Sunday _____

Thursday _____

To Buy _____

MENU PLANNING

WEEK OF:

Monday _____

_____

_____

Tuesday _____

_____

_____

Wednesday _____

_____

_____

Thursday _____

_____

_____

Friday _____

_____

_____

Saturday _____

_____

_____

Sunday _____

_____

_____

To Buy _____

_____

_____

MENU PLANNING

WEEK OF:

Monday _____

_____

_____

Tuesday _____

_____

_____

Wednesday _____

_____

_____

Thursday _____

_____

_____

Friday _____

_____

_____

Saturday _____

_____

_____

Sunday _____

_____

_____

To Buy _____

_____

_____

MENU PLANNING

WEEK OF:

Monday _____

_____

_____

Tuesday _____

_____

_____

Wednesday _____

_____

_____

Thursday _____

_____

_____

Friday _____

_____

_____

Saturday _____

_____

_____

Sunday _____

_____

_____

To Buy _____

_____

_____

MENU PLANNING

WEEK OF:

Monday _____

_____

_____

Tuesday _____

_____

_____

Wednesday _____

_____

_____

Thursday _____

_____

_____

Friday _____

_____

_____

Saturday _____

_____

_____

Sunday _____

_____

_____

To Buy _____

_____

_____

MENU PLANNING

WEEK OF:

Monday _____
_____
_____

Tuesday _____
_____
_____

Wednesday _____
_____
_____

Thursday _____
_____
_____

Friday _____
_____
_____

Saturday _____
_____
_____

Sunday _____
_____
_____

To Buy _____
_____
_____

MENU PLANNING

WEEK OF:

Monday _____
_____
_____

Tuesday _____
_____
_____

Wednesday _____
_____
_____

Thursday _____
_____
_____

Friday _____
_____
_____

Saturday _____
_____
_____

Sunday _____
_____
_____

To Buy _____
_____
_____

MENU PLANNING

WEEK OF:

Monday _____

Tuesday _____

Wednesday _____

Thursday _____

Friday _____

Saturday _____

Sunday _____

To Buy _____

MENU PLANNING

WEEK OF:

Monday _____

Tuesday _____

Wednesday _____

Thursday _____

Friday _____

Saturday _____

Sunday _____

To Buy _____

MENU PLANNING

WEEK OF:

Monday _____

_____

_____

Tuesday _____

_____

_____

Wednesday _____

_____

_____

Thursday _____

_____

_____

Friday _____

_____

_____

Saturday _____

_____

_____

Sunday _____

_____

_____

To Buy _____

_____

_____

MENU PLANNING

WEEK OF:

Monday _____

_____

_____

Tuesday _____

_____

_____

Wednesday _____

_____

_____

Thursday _____

_____

_____

Friday _____

_____

_____

Saturday _____

_____

_____

Sunday _____

_____

_____

To Buy _____

_____

_____

MENU PLANNING

WEEK OF:

Monday _____

Friday _____
_____
_____

Tuesday _____

Saturday _____

Wednesday _____

Sunday _____

Thursday _____

To Buy _____

MENU PLANNING

WEEK OF:

Monday _____

Friday _____

Tuesday _____

Saturday _____

Wednesday _____

Sunday _____

Thursday _____

To Buy _____

MENU PLANNING

WEEK OF:

Monday _____

Tuesday _____

Wednesday _____

Thursday _____

Friday _____

Saturday _____

Sunday _____

To Buy _____

MENU PLANNING

WEEK OF:

Monday _____

Tuesday _____

Wednesday _____

Thursday _____

Friday _____

Saturday _____

Sunday _____

To Buy _____

MENU PLANNING

WEEK OF:

Monday _____

_____

_____

Tuesday _____

_____

_____

Wednesday _____

_____

_____

Thursday _____

_____

_____

Friday _____

_____

_____

Saturday _____

_____

_____

Sunday _____

_____

_____

To Buy _____

_____

_____

_____

MENU PLANNING

WEEK OF:

Monday _____

_____

_____

Tuesday _____

_____

_____

Wednesday _____

_____

_____

Thursday _____

_____

_____

Friday _____

_____

_____

Saturday _____

_____

_____

Sunday _____

_____

_____

To Buy _____

_____

_____

_____

MENU PLANNING

WEEK OF:

Monday _____

_____

Tuesday _____

_____

Wednesday _____

_____

Thursday _____

_____

_____

Friday _____

_____

_____

Saturday _____

_____

_____

Sunday _____

_____

_____

To Buy _____

_____

_____

MENU PLANNING

WEEK OF:

Monday _____

_____

Tuesday _____

_____

Wednesday _____

_____

Thursday _____

_____

_____

Friday _____

_____

_____

Saturday _____

_____

_____

Sunday _____

_____

_____

To Buy _____

_____

_____

MENU PLANNING

WEEK OF:

Monday _____

_____

_____

Tuesday _____

_____

_____

Wednesday _____

_____

_____

Thursday _____

_____

_____

Friday _____

_____

_____

Saturday _____

_____

_____

Sunday _____

_____

_____

To Buy _____

_____

_____

MENU PLANNING

WEEK OF:

Monday _____

_____

_____

Tuesday _____

_____

_____

Wednesday _____

_____

_____

Thursday _____

_____

_____

Friday _____

_____

_____

Saturday _____

_____

_____

Sunday _____

_____

_____

To Buy _____

_____

_____

MENU PLANNING

WEEK OF:

Monday _____

_____

_____

Tuesday _____

_____

_____

Wednesday _____

_____

_____

Thursday _____

_____

_____

Friday _____

_____

_____

Saturday _____

_____

_____

Sunday _____

_____

_____

To Buy _____

_____

_____

MENU PLANNING

WEEK OF:

Monday _____

_____

_____

Tuesday _____

_____

_____

Wednesday _____

_____

_____

Thursday _____

_____

_____

Friday _____

_____

_____

Saturday _____

_____

_____

Sunday _____

_____

_____

To Buy _____

_____

_____

MENU PLANNING

WEEK OF:

Monday _____

Friday _____

_____

_____

Tuesday _____

Saturday _____

_____

_____

Wednesday _____

Sunday _____

_____

_____

Thursday _____

To Buy _____

_____

_____

MENU PLANNING

WEEK OF:

Monday _____

Friday _____

_____

_____

Tuesday _____

Saturday _____

_____

_____

Wednesday _____

Sunday _____

_____

_____

Thursday _____

To Buy _____

_____

_____

MENU PLANNING

WEEK OF:

Monday _____

Tuesday _____

Wednesday _____

Thursday _____

Friday _____

Saturday _____

Sunday _____

To Buy _____

MENU PLANNING

WEEK OF:

Monday _____

Tuesday _____

Wednesday _____

Thursday _____

Friday _____

Saturday _____

Sunday _____

To Buy _____

MENU PLANNING

WEEK OF:

Monday _____

_____

_____

Tuesday _____

_____

_____

Wednesday _____

_____

_____

Thursday _____

_____

_____

Friday _____

_____

_____

Saturday _____

_____

_____

Sunday _____

_____

_____

To Buy _____

_____

_____

_____

MENU PLANNING

WEEK OF:

Monday _____

_____

_____

Tuesday _____

_____

_____

Wednesday _____

_____

_____

Thursday _____

_____

_____

Friday _____

_____

_____

Saturday _____

_____

_____

Sunday _____

_____

_____

To Buy _____

_____

_____

_____

MENU PLANNING

WEEK OF:

Monday _____
_____
_____

Tuesday _____
_____
_____

Wednesday _____
_____
_____

Thursday _____
_____
_____

Friday _____
_____
_____

Saturday _____
_____
_____

Sunday _____
_____
_____

To Buy _____
_____
_____
_____

MENU PLANNING

WEEK OF:

Monday _____
_____
_____

Tuesday _____
_____
_____

Wednesday _____
_____
_____

Thursday _____
_____
_____

Friday _____
_____
_____

Saturday _____
_____
_____

Sunday _____
_____
_____

To Buy _____
_____
_____
_____

MENU PLANNING

WEEK OF:

Monday _____

Tuesday _____

Wednesday _____

Thursday _____

Friday _____

Saturday _____

Sunday _____

To Buy _____

MENU PLANNING

WEEK OF:

Monday _____

Tuesday _____

Wednesday _____

Thursday _____

Friday _____

Saturday _____

Sunday _____

To Buy _____

MENU PLANNING

WEEK OF:

Monday _____

_____

_____

Tuesday _____

_____

_____

Wednesday _____

_____

_____

Thursday _____

_____

_____

Friday _____

_____

_____

Saturday _____

_____

_____

Sunday _____

_____

_____

To Buy _____

_____

_____

MENU PLANNING

WEEK OF:

Monday _____

_____

_____

Tuesday _____

_____

_____

Wednesday _____

_____

_____

Thursday _____

_____

_____

Friday _____

_____

_____

Saturday _____

_____

_____

Sunday _____

_____

_____

To Buy _____

_____

_____

CHORES

SUGGESTIONS

DAILY

Every Morning

• Make beds
• De-clutter bedrooms and bathrooms

Every Evening

• De-clutter living areas
• Quick sweep or mop in kitchen
• Wipe down kitchen counters & tables
• Do the dishes/load dishwasher
• Take out trash

WEEKLY

Monday: Vacuum/mop floors
Tuesday: Monthly chore
Wednesday: Dust
Thursday: Bathrooms
Friday: Laundry
Saturday: Clean workspace
Sunday: Catch-up/plan for next week

MONTHLY

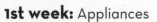

1st week: Appliances
2nd week: Furniture & cabinets
3rd week: Wash rugs, etc.
4th week: Yearly chore

YEARLY

January: Wipe down inside of kitchen cabinets and drawers

February: Organize closets/pantry

March: Wipe down inside of bathroom cabinets and drawers

April: Carport/garage

May: Outside of house

June: Walls, moldings, doors

July: Shampoo carpet

August: Windows/windowsills

September: Window treatments

October: Carport/garage

November: Clean refrigerator/oven

December: Walls, moldings, doors

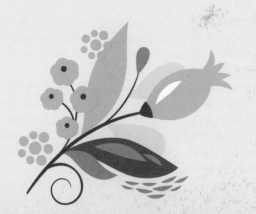

WEEK OF:

Name	Chore

M T W TH F S S

WEEK OF:

Name	Chore

M T W TH F S S

WEEK OF:

Name	Chore
_____	_____
_____	_____
_____	_____
_____	_____
_____	_____
_____	_____
_____	_____

M T W TH F S S

WEEK OF:

Name	Chore
_____	_____
_____	_____
_____	_____
_____	_____
_____	_____
_____	_____
_____	_____

M T W TH F S S

WEEK OF:

Name	Chore

M T W TH F S S

WEEK OF:

Name	Chore

M T W TH F S S

WEEK OF:

Name	Chore
_____	_____
_____	_____
_____	_____
_____	_____
_____	_____
_____	_____
_____	_____

M T W TH F S S

○ ○ ○ ○ ○ ○ ○
○ ○ ○ ○ ○ ○ ○
○ ○ ○ ○ ○ ○ ○
○ ○ ○ ○ ○ ○ ○
○ ○ ○ ○ ○ ○ ○
○ ○ ○ ○ ○ ○ ○

WEEK OF:

Name	Chore
_____	_____
_____	_____
_____	_____
_____	_____
_____	_____
_____	_____
_____	_____

M T W TH F S S

○ ○ ○ ○ ○ ○ ○
○ ○ ○ ○ ○ ○ ○
○ ○ ○ ○ ○ ○ ○
○ ○ ○ ○ ○ ○ ○
○ ○ ○ ○ ○ ○ ○
○ ○ ○ ○ ○ ○ ○

WEEK OF:

Name | Chore

M T W TH F S S

WEEK OF:

Name | Chore

M T W TH F S S

50

WEEK OF:

Name	Chore
_____	_____
_____	_____
_____	_____
_____	_____
_____	_____
_____	_____
_____	_____
_____	_____

M T W TH F S S

WEEK OF:

Name	Chore
_____	_____
_____	_____
_____	_____
_____	_____
_____	_____
_____	_____

M T W TH F S S

WEEK OF:

Name	Chore
_____	_____
_____	_____
_____	_____
_____	_____
_____	_____
_____	_____
_____	_____
_____	_____

M T W TH F S S

WEEK OF:

Name	Chore
_____	_____
_____	_____
_____	_____
_____	_____
_____	_____
_____	_____
_____	_____
_____	_____

M T W TH F S S

WEEK OF:

Name	Chore

M T W TH F S S

WEEK OF:

Name	Chore

M T W TH F S S

53

WEEK OF:

Name	Chore
_____	_____
_____	_____
_____	_____
_____	_____
_____	_____
_____	_____
_____	_____
_____	_____

M T W TH F S S

WEEK OF:

Name	Chore
_____	_____
_____	_____
_____	_____
_____	_____
_____	_____
_____	_____
_____	_____

M T W TH F S S

WEEK OF:

Name	Chore
_____	_____
_____	_____
_____	_____
_____	_____
_____	_____
_____	_____
_____	_____
_____	_____
_____	_____
_____	_____
_____	_____

M T W TH F S S

WEEK OF:

Name	Chore
_____	_____
_____	_____
_____	_____
_____	_____
_____	_____
_____	_____
_____	_____
_____	_____
_____	_____
_____	_____
_____	_____

M T W TH F S S

WEEK OF:

Name

Chore

M T W TH F S S

○ ○ ○ ○ ○ ○ ○
○ ○ ○ ○ ○ ○ ○
○ ○ ○ ○ ○ ○ ○
○ ○ ○ ○ ○ ○ ○
○ ○ ○ ○ ○ ○ ○
○ ○ ○ ○ ○ ○ ○

WEEK OF:

Name

Chore

M T W TH F S S

○ ○ ○ ○ ○ ○ ○
○ ○ ○ ○ ○ ○ ○
○ ○ ○ ○ ○ ○ ○
○ ○ ○ ○ ○ ○ ○
○ ○ ○ ○ ○ ○ ○
○ ○ ○ ○ ○ ○ ○

WEEK OF:

Name	Chore
_____	_____
_____	_____
_____	_____
_____	_____
_____	_____
_____	_____
_____	_____
_____	_____
_____	_____

M T W TH F S S

○ ○ ○ ○ ○ ○ ○
○ ○ ○ ○ ○ ○ ○
○ ○ ○ ○ ○ ○ ○
○ ○ ○ ○ ○ ○ ○
○ ○ ○ ○ ○ ○ ○
○ ○ ○ ○ ○ ○ ○

WEEK OF:

Name	Chore
_____	_____
_____	_____
_____	_____
_____	_____
_____	_____
_____	_____
_____	_____
_____	_____
_____	_____

M T W TH F S S

○ ○ ○ ○ ○ ○ ○
○ ○ ○ ○ ○ ○ ○
○ ○ ○ ○ ○ ○ ○
○ ○ ○ ○ ○ ○ ○
○ ○ ○ ○ ○ ○ ○
○ ○ ○ ○ ○ ○ ○

WEEK OF:

Name	Chore

M T W TH F S S

WEEK OF:

Name	Chore

M T W TH F S S

WEEK OF:

Name	Chore

M T W TH F S S

WEEK OF:

Name	Chore

M T W TH F S S

WEEK OF:

Name	Chore

M T W TH F S S

WEEK OF:

Name	Chore

M T W TH F S S

WEEK OF:

Name	Chore

M T W TH F S S

WEEK OF:

Name	Chore

M T W TH F S S

WEEK OF:

Name	Chore

M T W TH F S S

○ ○ ○ ○ ○ ○ ○
○ ○ ○ ○ ○ ○ ○
○ ○ ○ ○ ○ ○ ○
○ ○ ○ ○ ○ ○ ○
○ ○ ○ ○ ○ ○ ○
○ ○ ○ ○ ○ ○ ○

WEEK OF:

Name	Chore

M T W TH F S S

○ ○ ○ ○ ○ ○ ○
○ ○ ○ ○ ○ ○ ○
○ ○ ○ ○ ○ ○ ○
○ ○ ○ ○ ○ ○ ○
○ ○ ○ ○ ○ ○ ○
○ ○ ○ ○ ○ ○ ○

WEEK OF:

Name

Chore

M T W TH F S S

○ ○ ○ ○ ○ ○ ○
○ ○ ○ ○ ○ ○ ○
○ ○ ○ ○ ○ ○ ○
○ ○ ○ ○ ○ ○ ○
○ ○ ○ ○ ○ ○ ○
○ ○ ○ ○ ○ ○ ○

WEEK OF:

Name

Chore

M T W TH F S S

○ ○ ○ ○ ○ ○ ○
○ ○ ○ ○ ○ ○ ○
○ ○ ○ ○ ○ ○ ○
○ ○ ○ ○ ○ ○ ○
○ ○ ○ ○ ○ ○ ○
○ ○ ○ ○ ○ ○ ○

WEEK OF:

Name	Chore
_____	_____
_____	_____
_____	_____
_____	_____
_____	_____
_____	_____
_____	_____

M	T	W	TH	F	S	S
O	O	O	O	O	O	O
O	O	O	O	O	O	O
O	O	O	O	O	O	O
O	O	O	O	O	O	O
O	O	O	O	O	O	O
O	O	O	O	O	O	O

WEEK OF:

Name	Chore
_____	_____
_____	_____
_____	_____
_____	_____
_____	_____
_____	_____
_____	_____

M	T	W	TH	F	S	S
O	O	O	O	O	O	O
O	O	O	O	O	O	O
O	O	O	O	O	O	O
O	O	O	O	O	O	O
O	O	O	O	O	O	O
O	O	O	O	O	O	O

EVENTS

JANUARY

Birthdays, Anniversaries, Special Occasions

1 _____
2 _____
3 _____
4 _____
5 _____
6 _____
7 _____
8 _____
9 _____
10 _____
11 _____
12 _____
13 _____
14 _____
15 _____
16 _____

17 _____
18 _____
19 _____
20 _____
21 _____
22 _____
23 _____
24 _____
25 _____
26 _____
27 _____
28 _____
29 _____
30 _____
31 _____

FEBRUARY

Birthdays, Anniversaries, Special Occasions

1 _____

2 _____

3 _____

4 _____

5 _____

6 _____

7 _____

8 _____

9 _____

10 _____

11 _____

12 _____

13 _____

14 _____

15 _____

16 _____

17 _____

18 _____

19 _____

20 _____

21 _____

22 _____

23 _____

24 _____

25 _____

26 _____

27 _____

28 _____

MARCH

Birthdays, Anniversaries, Special Occasions

1 _____

2 _____

3 _____

4 _____

5 _____

6 _____

7 _____

8 _____

9 _____

10 _____

11 _____

12 _____

13 _____

14 _____

15 _____

16 _____

17 _____

18 _____

19 _____

20 _____

21 _____

22 _____

23 _____

24 _____

25 _____

26 _____

27 _____

28 _____

29 _____

30 _____

31 _____

APRIL

1 _____

2 _____

3 _____

4 _____

5 _____

6 _____

7 _____

8 _____

9 _____

10 _____

11 _____

12 _____

13 _____

14 _____

15 _____

16 _____

17 _____

18 _____

19 _____

20 _____

21 _____

22 _____

23 _____

24 _____

25 _____

26 _____

27 _____

28 _____

29 _____

30 _____

MAY

Birthdays, Anniversaries, Special Occasions

1 _____

2 _____

3 _____

4 _____

5 _____

6 _____

7 _____

8 _____

9 _____

10 _____

11 _____

12 _____

13 _____

14 _____

15 _____

16 _____

17 _____

18 _____

19 _____

20 _____

21 _____

22 _____

23 _____

24 _____

25 _____

26 _____

27 _____

28 _____

29 _____

30 _____

31 _____

JUNE

Birthdays, Anniversaries, Special Occasions

1 _____

2 _____

3 _____

4 _____

5 _____

6 _____

7 _____

8 _____

9 _____

10 _____

11 _____

12 _____

13 _____

14 _____

15 _____

16 _____

17 _____

18 _____

19 _____

20 _____

21 _____

22 _____

23 _____

24 _____

25 _____

26 _____

27 _____

28 _____

29 _____

30 _____

JULY

Birthdays, Anniversaries, Special Occasions

1 _____

2 _____

3 _____

4 _____

5 _____

6 _____

7 _____

8 _____

9 _____

10 _____

11 _____

12 _____

13 _____

14 _____

15 _____

16 _____

17 _____

18 _____

19 _____

20 _____

21 _____

22 _____

23 _____

24 _____

25 _____

26 _____

27 _____

28 _____

29 _____

30 _____

31 _____

AUGUST

Birthdays, Anniversaries, Special Occasions

1 _____

2 _____

3 _____

4 _____

5 _____

6 _____

7 _____

8 _____

9 _____

10 _____

11 _____

12 _____

13 _____

14 _____

15 _____

16 _____

17 _____

18 _____

19 _____

20 _____

21 _____

22 _____

23 _____

24 _____

25 _____

26 _____

27 _____

28 _____

29 _____

30 _____

31 _____

SEPTEMBER

Birthdays, Anniversaries, Special Occasions

1 _____

2 _____

3 _____

4 _____

5 _____

6 _____

7 _____

8 _____

9 _____

10 _____

11 _____

12 _____

13 _____

14 _____

15 _____

16 _____

17 _____

18 _____

19 _____

20 _____

21 _____

22 _____

23 _____

24 _____

25 _____

26 _____

27 _____

28 _____

29 _____

30 _____

OCTOBER

Birthdays, Anniversaries, Special Occasions

1 _____
2 _____
3 _____
4 _____
5 _____
6 _____
7 _____
8 _____
9 _____
10 _____
11 _____
12 _____
13 _____
14 _____
15 _____
16 _____

17 _____
18 _____
19 _____
20 _____
21 _____
22 _____
23 _____
24 _____
25 _____
26 _____
27 _____
28 _____
29 _____
30 _____
31 _____

NOVEMBER

Birthdays, Anniversaries, Special Occasions

1 _____

2 _____

3 _____

4 _____

5 _____

6 _____

7 _____

8 _____

9 _____

10 _____

11 _____

12 _____

13 _____

14 _____

15 _____

16 _____

17 _____

18 _____

19 _____

20 _____

21 _____

22 _____

23 _____

24 _____

25 _____

26 _____

27 _____

28 _____

29 _____

30 _____

DECEMBER

Birthdays, Anniversaries, Special Occasions

1 _____
2 _____
3 _____
4 _____
5 _____
6 _____
7 _____
8 _____
9 _____
10 _____
11 _____
12 _____
13 _____
14 _____
15 _____
16 _____

17 _____
18 _____
19 _____
20 _____
21 _____
22 _____
23 _____
24 _____
25 _____
26 _____
27 _____
28 _____
29 _____
30 _____
31 _____

THANK YOU NOTES CHECKLIST

Name	Gift Received	Thank You Note Sent
		☐
		☐
		☐
		☐
		☐
		☐
		☐
		☐
		☐
		☐
		☐
		☐
		☐
		☐
		☐
		☐
		☐
		☐
		☐
		☐
		☐
		☐
		☐
		☐
		☐

PARTY PLANNING

Occasion: _____

_____

Theme: _____

Location: _____

Time & Date: _____

Guests: _____

_____

_____

Food & Drinks: _____

_____

_____

Games & Activities: _____

_____

_____

Favors: _____

_____

_____

Schedule: _____

_____

_____

PARTY PLANNING

Occasion: _____
_____
_____

Theme: _____
_____

Location: _____
_____

Time & Date: _____
_____

Guests: _____
_____
_____
_____

Food & Drinks: _____
_____
_____

Games & Activities: _____
_____
_____

Favors: _____
_____
_____

Schedule: _____
_____
_____

PARTY PLANNING

Occasion: _____
_____
_____

Theme: _____

Location: _____

Time & Date: _____

Guests: _____
_____
_____

Food & Drinks: _____
_____
_____

Games & Activities: _____
_____
_____

Favors: _____
_____
_____

Schedule: _____
_____
_____

PARTY PLANNING

Occasion: _____
_____
_____

Theme: _____
_____

Location: _____
_____

Time & Date: _____

Guests: _____
_____
_____
_____

Food & Drinks: _____
_____
_____
_____

Games & Activities: _____
_____
_____
_____

Favors: _____
_____
_____
_____

Schedule: _____
_____
_____
_____

PARTY PLANNING

Occasion: _____
_____
_____

Theme: _____

Location: _____

Time & Date: _____

Guests: _____
_____
_____

Food & Drinks: _____
_____
_____

Games & Activities: _____
_____
_____

Favors: _____
_____
_____

Schedule: _____
_____
_____

PARTY PLANNING

Occasion: _____

_____

_____

Theme: _____

Location: _____

Time & Date: _____

Guests: _____

_____

_____

Food & Drinks: _____

_____

_____

Games & Activities: _____

_____

_____

Favors: _____

_____

_____

Schedule: _____

_____

_____

PARTY PLANNING

Occasion: _____
_____
_____

Theme: _____

Location: _____

Time & Date: _____

Guests: _____
_____
_____
_____

Food & Drinks: _____
_____
_____

Games & Activities: _____
_____
_____

Favors: _____
_____
_____

Schedule: _____
_____
_____
_____

TRAVEL

MY TRAVEL GOALS

Places To Visit:

- [ ] ______
- [ ] ______
- [ ] ______
- [ ] ______
- [ ] ______
- [ ] ______
- [ ] ______
- [ ] ______

People To Visit:

- [ ] ______
- [ ] ______
- [ ] ______
- [ ] ______
- [ ] ______
- [ ] ______
- [ ] ______
- [ ] ______

Must-Try Foods:

- [ ] ______
- [ ] ______
- [ ] ______
- [ ] ______
- [ ] ______
- [ ] ______
- [ ] ______

Places To Stay

- [ ] ______
- [ ] ______
- [ ] ______
- [ ] ______
- [ ] ______
- [ ] ______
- [ ] ______

Things To Do

- [ ] ______
- [ ] ______
- [ ] ______
- [ ] ______
- [ ] ______
- [ ] ______
- [ ] ______
- [ ] ______

Must-Have Souvenirs:

- [ ] ______
- [ ] ______
- [ ] ______
- [ ] ______
- [ ] ______
- [ ] ______
- [ ] ______
- [ ] ______

TRAVEL PLANNING

Where: _____

When: _____

Length of travel: _____

Departing: _____

Arriving: _____

Details: _____

_____

_____

_____

_____

_____

_____

_____

To Do Before:

☐ _____
☐ _____
☐ _____
☐ _____
☐ _____
☐ _____
☐ _____
☐ _____
☐ _____
☐ _____
☐ _____
☐ _____
☐ _____

To Do After:

☐ _____
☐ _____
☐ _____
☐ _____
☐ _____
☐ _____
☐ _____
☐ _____
☐ _____
☐ _____
☐ _____
☐ _____
☐ _____

PACKING LIST

Important
- [ ] Passport
- [ ] Travel Passes
- [ ] Itinerary
- [ ] Card/Cash
- [ ] Phone
- [ ] Keys

Clothes
- [ ] Underwear
- [ ] Socks
- [ ] Sleepwear
- [ ] Shirts
- [ ] Dress Shirts
- [ ] Jeans
- [ ] Pants
- [ ] Jacket
- [ ] Swimwear
- [ ] Evening Wear

Toiletries
- [ ] Toothbrush
- [ ] Toothpaste
- [ ] Shampoo
- [ ] Conditioner
- [ ] Cleanser
- [ ] Deodorant
- [ ] Brush/Comb
- [ ] Perfume
- [ ] Sunscreen
- [ ] First Aid Kit

Shoes
- [ ] Sneakers
- [ ] Flats
- [ ] Sandals
- [ ] Dress Shoes

For Fun
- [ ] Books
- [ ] Tablet
- [ ] Laptop
- [ ] Headphones
- [ ] Journal
- [ ] Pens/Pencils

Accessories
- [ ] Jewelry
- [ ] Watch
- [ ] Belt
- [ ] Hat
- [ ] Scarf
- [ ] Purse/Backpack

Other
- [ ] Chargers
- [ ] Camera
- [ ] Umbrella
- [ ] Laundry Bag
- [ ] Travel Pillow
- [ ] _____
- [ ] _____
- [ ] _____
- [ ] _____
- [ ] _____
- [ ] _____
- [ ] _____
- [ ] _____
- [ ] _____
- [ ] _____
- [ ] _____
- [ ] _____
- [ ] _____

TRAVEL PLANNING

Where: _____

When: _____

Length of travel: _____

Departing: _____

Arriving: _____

Details: _____

_____

_____

_____

_____

_____

_____

_____

To Do Before:

☐ _____
☐ _____
☐ _____
☐ _____
☐ _____
☐ _____
☐ _____
☐ _____
☐ _____
☐ _____
☐ _____
☐ _____
☐ _____

To Do After:

☐ _____
☐ _____
☐ _____
☐ _____
☐ _____
☐ _____
☐ _____
☐ _____
☐ _____
☐ _____
☐ _____
☐ _____
☐ _____

PACKING LIST

Important
- [ ] Passport
- [ ] Travel Passes
- [ ] Itinerary
- [ ] Card/Cash
- [ ] Phone
- [ ] Keys

Clothes
- [ ] Underwear
- [ ] Socks
- [ ] Sleepwear
- [ ] Shirts
- [ ] Dress Shirts
- [ ] Jeans
- [ ] Pants
- [ ] Jacket
- [ ] Swimwear
- [ ] Evening Wear

Toiletries
- [ ] Toothbrush
- [ ] Toothpaste
- [ ] Shampoo
- [ ] Conditioner
- [ ] Cleanser
- [ ] Deodorant
- [ ] Brush/Comb
- [ ] Perfume
- [ ] Sunscreen
- [ ] First Aid Kit

Shoes
- [ ] Sneakers
- [ ] Flats
- [ ] Sandals
- [ ] Dress Shoes

For Fun
- [ ] Books
- [ ] Tablet
- [ ] Laptop
- [ ] Headphones
- [ ] Journal
- [ ] Pens/Pencils

Accessories
- [ ] Jewelry
- [ ] Watch
- [ ] Belt
- [ ] Hat
- [ ] Scarf
- [ ] Purse/Backpack

Other
- [ ] Chargers
- [ ] Camera
- [ ] Umbrella
- [ ] Laundry Bag
- [ ] Travel Pillow
- [ ] _____
- [ ] _____
- [ ] _____
- [ ] _____
- [ ] _____
- [ ] _____
- [ ] _____
- [ ] _____
- [ ] _____
- [ ] _____
- [ ] _____
- [ ] _____

TRAVEL PLANNING

Where: _____

When: _____

Length of travel: _____

Departing: _____

Arriving: _____

Details: _____

_____

_____

_____

_____

_____

_____

_____

_____

To Do Before:	**To Do After:**
☐ _____	☐ _____
☐ _____	☐ _____
☐ _____	☐ _____
☐ _____	☐ _____
☐ _____	☐ _____
☐ _____	☐ _____
☐ _____	☐ _____
☐ _____	☐ _____
☐ _____	☐ _____
☐ _____	☐ _____
☐ _____	☐ _____
☐ _____	☐ _____
☐ _____	☐ _____

PACKING LIST

Important

- [ ] Passport
- [ ] Travel Passes
- [ ] Itinerary
- [ ] Card/Cash
- [ ] Phone
- [ ] Keys

Clothes

- [ ] Underwear
- [ ] Socks
- [ ] Sleepwear
- [ ] Shirts
- [ ] Dress Shirts
- [ ] Jeans
- [ ] Pants
- [ ] Jacket
- [ ] Swimwear
- [ ] Evening Wear

Toiletries

- [ ] Toothbrush
- [ ] Toothpaste
- [ ] Shampoo
- [ ] Conditioner
- [ ] Cleanser
- [ ] Deodorant
- [ ] Brush/Comb
- [ ] Perfume
- [ ] Sunscreen
- [ ] First Aid Kit

Shoes

- [ ] Sneakers
- [ ] Flats
- [ ] Sandals
- [ ] Dress Shoes

For Fun

- [ ] Books
- [ ] Tablet
- [ ] Laptop
- [ ] Headphones
- [ ] Journal
- [ ] Pens/Pencils

Accessories

- [ ] Jewelry
- [ ] Watch
- [ ] Belt
- [ ] Hat
- [ ] Scarf
- [ ] Purse/Backpack

Other

- [ ] Chargers
- [ ] Camera
- [ ] Umbrella
- [ ] Laundry Bag
- [ ] Travel Pillow
- [ ] _____
- [ ] _____
- [ ] _____
- [ ] _____
- [ ] _____
- [ ] _____
- [ ] _____
- [ ] _____
- [ ] _____
- [ ] _____
- [ ] _____
- [ ] _____
- [ ] _____

TRAVEL PLANNING

Where: _____

When: _____

Length of travel: _____

Departing: _____

Arriving: _____

Details: _____

_____

_____

_____

_____

_____

_____

_____

To Do Before:

☐ _____
☐ _____
☐ _____
☐ _____
☐ _____
☐ _____
☐ _____
☐ _____
☐ _____
☐ _____
☐ _____
☐ _____
☐ _____

To Do After:

☐ _____
☐ _____
☐ _____
☐ _____
☐ _____
☐ _____
☐ _____
☐ _____
☐ _____
☐ _____
☐ _____
☐ _____
☐ _____

PACKING LIST

Important
- [ ] Passport
- [ ] Travel Passes
- [ ] Itinerary
- [ ] Card/Cash
- [ ] Phone
- [ ] Keys

Clothes
- [ ] Underwear
- [ ] Socks
- [ ] Sleepwear
- [ ] Shirts
- [ ] Dress Shirts
- [ ] Jeans
- [ ] Pants
- [ ] Jacket
- [ ] Swimwear
- [ ] Evening Wear

Toiletries
- [ ] Toothbrush
- [ ] Toothpaste
- [ ] Shampoo
- [ ] Conditioner
- [ ] Cleanser
- [ ] Deodorant
- [ ] Brush/Comb
- [ ] Perfume
- [ ] Sunscreen
- [ ] First Aid Kit

Shoes
- [ ] Sneakers
- [ ] Flats
- [ ] Sandals
- [ ] Dress Shoes

For Fun
- [ ] Books
- [ ] Tablet
- [ ] Laptop
- [ ] Headphones
- [ ] Journal
- [ ] Pens/Pencils

Accessories
- [ ] Jewelry
- [ ] Watch
- [ ] Belt
- [ ] Hat
- [ ] Scarf
- [ ] Purse/Backpack

Other
- [ ] Chargers
- [ ] Camera
- [ ] Umbrella
- [ ] Laundry Bag
- [ ] Travel Pillow
- [ ] _____
- [ ] _____
- [ ] _____
- [ ] _____
- [ ] _____
- [ ] _____
- [ ] _____
- [ ] _____
- [ ] _____
- [ ] _____
- [ ] _____
- [ ] _____
- [ ] _____

TRAVEL PLANNING

Where: _____

When: _____

Length of travel: _____

Departing: _____

Arriving: _____

Details: _____

_____

_____

_____

_____

_____

_____

_____

_____

To Do Before:

- [ ] _____
- [ ] _____
- [ ] _____
- [ ] _____
- [ ] _____
- [ ] _____
- [ ] _____
- [ ] _____
- [ ] _____
- [ ] _____
- [ ] _____
- [ ] _____
- [ ] _____

To Do After:

- [ ] _____
- [ ] _____
- [ ] _____
- [ ] _____
- [ ] _____
- [ ] _____
- [ ] _____
- [ ] _____
- [ ] _____
- [ ] _____
- [ ] _____
- [ ] _____
- [ ] _____

PACKING LIST

Important
- [ ] Passport
- [ ] Travel Passes
- [ ] Itinerary
- [ ] Card/Cash
- [ ] Phone
- [ ] Keys

Clothes
- [ ] Underwear
- [ ] Socks
- [ ] Sleepwear
- [ ] Shirts
- [ ] Dress Shirts
- [ ] Jeans
- [ ] Pants
- [ ] Jacket
- [ ] Swimwear
- [ ] Evening Wear

Toiletries
- [ ] Toothbrush
- [ ] Toothpaste
- [ ] Shampoo
- [ ] Conditioner
- [ ] Cleanser
- [ ] Deodorant
- [ ] Brush/Comb
- [ ] Perfume
- [ ] Sunscreen
- [ ] First Aid Kit

Shoes
- [ ] Sneakers
- [ ] Flats
- [ ] Sandals
- [ ] Dress Shoes

For Fun
- [ ] Books
- [ ] Tablet
- [ ] Laptop
- [ ] Headphones
- [ ] Journal
- [ ] Pens/Pencils

Accessories
- [ ] Jewelry
- [ ] Watch
- [ ] Belt
- [ ] Hat
- [ ] Scarf
- [ ] Purse/Backpack

Other
- [ ] Chargers
- [ ] Camera
- [ ] Umbrella
- [ ] Laundry Bag
- [ ] Travel Pillow
- [ ] _____
- [ ] _____
- [ ] _____
- [ ] _____
- [ ] _____
- [ ] _____
- [ ] _____
- [ ] _____
- [ ] _____
- [ ] _____
- [ ] _____
- [ ] _____
- [ ] _____

TRAVEL PLANNING

Where: _____

When: _____

Length of travel: _____

Departing: _____

Arriving: _____

Details: _____

_____

_____

_____

_____

_____

_____

_____

To Do Before:

☐ _____
☐ _____
☐ _____
☐ _____
☐ _____
☐ _____
☐ _____
☐ _____
☐ _____
☐ _____
☐ _____
☐ _____
☐ _____

To Do After:

☐ _____
☐ _____
☐ _____
☐ _____
☐ _____
☐ _____
☐ _____
☐ _____
☐ _____
☐ _____
☐ _____
☐ _____
☐ _____

PACKING LIST

Important
- ☐ Passport
- ☐ Travel Passes
- ☐ Itinerary
- ☐ Card/Cash
- ☐ Phone
- ☐ Keys

Clothes
- ☐ Underwear
- ☐ Socks
- ☐ Sleepwear
- ☐ Shirts
- ☐ Dress Shirts
- ☐ Jeans
- ☐ Pants
- ☐ Jacket
- ☐ Swimwear
- ☐ Evening Wear

Toiletries
- ☐ Toothbrush
- ☐ Toothpaste
- ☐ Shampoo
- ☐ Conditioner
- ☐ Cleanser
- ☐ Deodorant
- ☐ Brush/Comb
- ☐ Perfume
- ☐ Sunscreen
- ☐ First Aid Kit

Shoes
- ☐ Sneakers
- ☐ Flats
- ☐ Sandals
- ☐ Dress Shoes

For Fun
- ☐ Books
- ☐ Tablet
- ☐ Laptop
- ☐ Headphones
- ☐ Journal
- ☐ Pens/Pencils

Accessories
- ☐ Jewelry
- ☐ Watch
- ☐ Belt
- ☐ Hat
- ☐ Scarf
- ☐ Purse/Backpack

Other
- ☐ Chargers
- ☐ Camera
- ☐ Umbrella
- ☐ Laundry Bag
- ☐ Travel Pillow
- ☐ _____
- ☐ _____
- ☐ _____
- ☐ _____
- ☐ _____
- ☐ _____
- ☐ _____
- ☐ _____
- ☐ _____
- ☐ _____
- ☐ _____
- ☐ _____

TRAVEL PLANNING

Where: _____

When: _____

Length of travel: _____

Departing: _____

Arriving: _____

Details: _____

_____

_____

_____

_____

_____

_____

_____

_____

To Do Before:

☐ _____
☐ _____
☐ _____
☐ _____
☐ _____
☐ _____
☐ _____
☐ _____
☐ _____
☐ _____
☐ _____
☐ _____
☐ _____

To Do After:

☐ _____
☐ _____
☐ _____
☐ _____
☐ _____
☐ _____
☐ _____
☐ _____
☐ _____
☐ _____
☐ _____
☐ _____
☐ _____

PACKING LIST

Important

- ☐ Passport
- ☐ Travel Passes
- ☐ Itinerary
- ☐ Card/Cash
- ☐ Phone
- ☐ Keys

Clothes

- ☐ Underwear
- ☐ Socks
- ☐ Sleepwear
- ☐ Shirts
- ☐ Dress Shirts
- ☐ Jeans
- ☐ Pants
- ☐ Jacket
- ☐ Swimwear
- ☐ Evening Wear

Toiletries

- ☐ Toothbrush
- ☐ Toothpaste
- ☐ Shampoo
- ☐ Conditioner
- ☐ Cleanser
- ☐ Deodorant
- ☐ Brush/Comb
- ☐ Perfume
- ☐ Sunscreen
- ☐ First Aid Kit

Shoes

- ☐ Sneakers
- ☐ Flats
- ☐ Sandals
- ☐ Dress Shoes

For Fun

- ☐ Books
- ☐ Tablet
- ☐ Laptop
- ☐ Headphones
- ☐ Journal
- ☐ Pens/Pencils

Accessories

- ☐ Jewelry
- ☐ Watch
- ☐ Belt
- ☐ Hat
- ☐ Scarf
- ☐ Purse/Backpack

Other

- ☐ Chargers
- ☐ Camera
- ☐ Umbrella
- ☐ Laundry Bag
- ☐ Travel Pillow
- ☐ _____
- ☐ _____
- ☐ _____
- ☐ _____
- ☐ _____
- ☐ _____
- ☐ _____
- ☐ _____
- ☐ _____
- ☐ _____
- ☐ _____
- ☐ _____
- ☐ _____

TRAVEL PLANNING

Where: _____

When: _____

Length of travel: _____

Departing: _____

Arriving: _____

Details: _____

_____

_____

_____

_____

_____

_____

_____

_____

To Do Before:	**To Do After:**
☐ _____	☐ _____
☐ _____	☐ _____
☐ _____	☐ _____
☐ _____	☐ _____
☐ _____	☐ _____
☐ _____	☐ _____
☐ _____	☐ _____
☐ _____	☐ _____
☐ _____	☐ _____
☐ _____	☐ _____
☐ _____	☐ _____
☐ _____	☐ _____
☐ _____	☐ _____

PACKING LIST

Important
- [ ] Passport
- [ ] Travel Passes
- [ ] Itinerary
- [ ] Card/Cash
- [ ] Phone
- [ ] Keys

Clothes
- [ ] Underwear
- [ ] Socks
- [ ] Sleepwear
- [ ] Shirts
- [ ] Dress Shirts
- [ ] Jeans
- [ ] Pants
- [ ] Jacket
- [ ] Swimwear
- [ ] Evening Wear

Toiletries
- [ ] Toothbrush
- [ ] Toothpaste
- [ ] Shampoo
- [ ] Conditioner
- [ ] Cleanser
- [ ] Deodorant
- [ ] Brush/Comb
- [ ] Perfume
- [ ] Sunscreen
- [ ] First Aid Kit

Shoes
- [ ] Sneakers
- [ ] Flats
- [ ] Sandals
- [ ] Dress Shoes

For Fun
- [ ] Books
- [ ] Tablet
- [ ] Laptop
- [ ] Headphones
- [ ] Journal
- [ ] Pens/Pencils

Accessories
- [ ] Jewelry
- [ ] Watch
- [ ] Belt
- [ ] Hat
- [ ] Scarf
- [ ] Purse/Backpack

Other
- [ ] Chargers
- [ ] Camera
- [ ] Umbrella
- [ ] Laundry Bag
- [ ] Travel Pillow
- [ ] _____
- [ ] _____
- [ ] _____
- [ ] _____
- [ ] _____
- [ ] _____
- [ ] _____
- [ ] _____
- [ ] _____
- [ ] _____
- [ ] _____
- [ ] _____
- [ ] _____

TRAVEL PLANNING

Where: _____

When: _____

Length of travel: _____

Departing: _____

Arriving: _____

Details: _____

_____

_____

_____

_____

_____

_____

_____

To Do Before:

- ☐ _____
- ☐ _____
- ☐ _____
- ☐ _____
- ☐ _____
- ☐ _____
- ☐ _____
- ☐ _____
- ☐ _____
- ☐ _____
- ☐ _____
- ☐ _____
- ☐ _____

To Do After:

- ☐ _____
- ☐ _____
- ☐ _____
- ☐ _____
- ☐ _____
- ☐ _____
- ☐ _____
- ☐ _____
- ☐ _____
- ☐ _____
- ☐ _____
- ☐ _____
- ☐ _____

PACKING LIST

Important
- [ ] Passport
- [ ] Travel Passes
- [ ] Itinerary
- [ ] Card/Cash
- [ ] Phone
- [ ] Keys

Clothes
- [ ] Underwear
- [ ] Socks
- [ ] Sleepwear
- [ ] Shirts
- [ ] Dress Shirts
- [ ] Jeans
- [ ] Pants
- [ ] Jacket
- [ ] Swimwear
- [ ] Evening Wear

Toiletries
- [ ] Toothbrush
- [ ] Toothpaste
- [ ] Shampoo
- [ ] Conditioner
- [ ] Cleanser
- [ ] Deodorant
- [ ] Brush/Comb
- [ ] Perfume
- [ ] Sunscreen
- [ ] First Aid Kit

Shoes
- [ ] Sneakers
- [ ] Flats
- [ ] Sandals
- [ ] Dress Shoes

For Fun
- [ ] Books
- [ ] Tablet
- [ ] Laptop
- [ ] Headphones
- [ ] Journal
- [ ] Pens/Pencils

Accessories
- [ ] Jewelry
- [ ] Watch
- [ ] Belt
- [ ] Hat
- [ ] Scarf
- [ ] Purse/Backpack

Other
- [ ] Chargers
- [ ] Camera
- [ ] Umbrella
- [ ] Laundry Bag
- [ ] Travel Pillow
- [ ] _____
- [ ] _____
- [ ] _____
- [ ] _____
- [ ] _____
- [ ] _____
- [ ] _____
- [ ] _____
- [ ] _____
- [ ] _____
- [ ] _____
- [ ] _____

NOTES & RECOMMENDATIONS

CONTACTS

HEALTH & SAFETY

Police
Name: _____

Address: _____

Phone number: _____

Fire
Name: _____

Address: _____

Phone number: _____

Doctor
Name: _____

Address: _____

Phone number: _____

Pediatrician
Name: _____

Address: _____

Phone number: _____

Dentist
Name: _____

Address: _____

Phone number: _____

Pharmacy
Name: _____

Address: _____

Phone number: _____

Veterinarian
Name: _____

Address: _____

Phone number: _____

HEALTH & SAFETY

Poison Control
Name: _____
Address: _____
Phone number: _____

Hospital
Name: _____
Address: _____
Phone number: _____

Insurance
Name: _____
Address: _____
Phone number: _____

Security
Name: _____
Address: _____
Phone number: _____

Other
Name: _____
Address: _____
Phone number: _____

Other
Name: _____
Address: _____
Phone number: _____

Other
Name: _____
Address: _____
Phone number: _____

CHILDREN

Babysitters
Name: _____
Address: _____
Phone number: _____

Nannies
Name: _____
Address: _____
Phone number: _____

Day Care
Name: _____
Address: _____
Phone number: _____

School
Name: _____
Address: _____
Phone number: _____

School Bus
Name: _____
Address: _____
Phone number: _____

Car Pool
Name: _____
Address: _____
Phone number: _____

Lessons
Name: _____
Address: _____
Phone number: _____

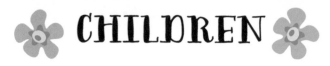 CHILDREN

Teams
Name: _____

Address: _____

Phone number: _____

Activities
Name: _____

Address: _____

Phone number: _____

Friends
Name: _____

Address: _____

Phone number: _____

Parents
Name: _____

Address: _____

Phone number: _____

Play Groups
Name: _____

Address: _____

Phone number: _____

Other
Name: _____

Address: _____

Phone number: _____

Other
Name: _____

Address: _____

Phone number: _____

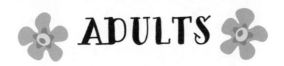 ADULTS

Hair Stylist
Name: _____

Address: _____

Phone number: _____

Manicurist
Name: _____

Address: _____

Phone number: _____

Health Club
Name: _____

Address: _____

Phone number: _____

Library
Name: _____

Address: _____

Phone number: _____

Relatives
Name: _____

Address: _____

Phone number: _____

Friends
Name: _____

Address: _____

Phone number: _____

Neighbors
Name: _____

Address: _____

Phone number: _____

RELIGIOUS, COMMUNITY, BUSINESS

Worship

Name: _____

Address: _____

Phone number: _____

Community

Name: _____

Address: _____

Phone number: _____

Attorney

Name: _____

Address: _____

Phone number: _____

Accountant

Name: _____

Address: _____

Phone number: _____

Financial Advisor

Name: _____

Address: _____

Phone number: _____

Bank

Name: _____

Address: _____

Phone number: _____

Post Office

Name: _____

Address: _____

Phone number: _____

SERVICES

Cleaners
Name: _____
Address: _____
Phone number: _____

Shoe Repair
Name: _____
Address: _____
Phone number: _____

Tailor/Seamstress
Name: _____
Address: _____
Phone number: _____

Favorite Store
Name: _____
Address: _____
Phone number: _____

Grocery
Name: _____
Address: _____
Phone number: _____

Other
Name: _____
Address: _____
Phone number: _____

Other
Name: _____
Address: _____
Phone number: _____

TRAVEL RESOURCES

Airlines
Name: _____

Address: _____

Phone number: _____

Car Rental
Name: _____

Address: _____

Phone number: _____

Hotels
Name: _____

Address: _____

Phone number: _____

Travel Agent
Name: _____

Address: _____

Phone number: _____

Restaurants
Name: _____

Address: _____

Phone number: _____

Activities
Name: _____

Address: _____

Phone number: _____

Other
Name: _____

Address: _____

Phone number: _____

ADDRESS BOOK

Name: _____

Address: _____

Home Phone: _____

Mobile Phone: _____

Email: _____

Name: _____

Address: _____

Home Phone: _____

Mobile Phone: _____

Email: _____

Name: _____

Address: _____

Home Phone: _____

Mobile Phone: _____

Email: _____

Name: _____

Address: _____

Home Phone: _____

Mobile Phone: _____

Email: _____

ADDRESS BOOK

Name: _____
Address: _____
Home Phone: _____
Mobile Phone: _____
Email: _____

Name: _____
Address: _____
Home Phone: _____
Mobile Phone: _____
Email: _____

Name: _____
Address: _____
Home Phone: _____
Mobile Phone: _____
Email: _____

Name: _____
Address: _____
Home Phone: _____
Mobile Phone: _____
Email: _____

ADDRESS BOOK

Name: _____

Address: _____

Home Phone: _____

Mobile Phone: _____

Email: _____

Name: _____

Address: _____

Home Phone: _____

Mobile Phone: _____

Email: _____

Name: _____

Address: _____

Home Phone: _____

Mobile Phone: _____

Email: _____

Name: _____

Address: _____

Home Phone: _____

Mobile Phone: _____

Email: _____

ADDRESS BOOK

Name: _____

Address: _____

Home Phone: _____

Mobile Phone: _____

Email: _____

Name: _____

Address: _____

Home Phone: _____

Mobile Phone: _____

Email: _____

Name: _____

Address: _____

Home Phone: _____

Mobile Phone: _____

Email: _____

Name: _____

Address: _____

Home Phone: _____

Mobile Phone: _____

Email: _____

ADDRESS BOOK

Name: _____
Address: _____
Home Phone: _____
Mobile Phone: _____
Email: _____

Name: _____
Address: _____
Home Phone: _____
Mobile Phone: _____
Email: _____

Name: _____
Address: _____
Home Phone: _____
Mobile Phone: _____
Email: _____

Name: _____
Address: _____
Home Phone: _____
Mobile Phone: _____
Email: _____

ADDRESS BOOK

Name: _____

Address: _____

Home Phone: _____

Mobile Phone: _____

Email: _____

Name: _____

Address: _____

Home Phone: _____

Mobile Phone: _____

Email: _____

Name: _____

Address: _____

Home Phone: _____

Mobile Phone: _____

Email: _____

Name: _____

Address: _____

Home Phone: _____

Mobile Phone: _____

Email: _____

ADDRESS BOOK

Name: _____

Address: _____

Home Phone: _____

Mobile Phone: _____

Email: _____

Name: _____

Address: _____

Home Phone: _____

Mobile Phone: _____

Email: _____

Name: _____

Address: _____

Home Phone: _____

Mobile Phone: _____

Email: _____

Name: _____

Address: _____

Home Phone: _____

Mobile Phone: _____

Email: _____

ADDRESS BOOK

Name: _____

Address: _____

Home Phone: _____

Mobile Phone: _____

Email: _____

Name: _____

Address: _____

Home Phone: _____

Mobile Phone: _____

Email: _____

Name: _____

Address: _____

Home Phone: _____

Mobile Phone: _____

Email: _____

Name: _____

Address: _____

Home Phone: _____

Mobile Phone: _____

Email: _____

ADDRESS BOOK

Name: _____
Address: _____
Home Phone: _____
Mobile Phone: _____
Email: _____

Name: _____
Address: _____
Home Phone: _____
Mobile Phone: _____
Email: _____

Name: _____
Address: _____
Home Phone: _____
Mobile Phone: _____
Email: _____

Name: _____
Address: _____
Home Phone: _____
Mobile Phone: _____
Email: _____

ADDRESS BOOK

Name: _____
Address: _____
Home Phone: _____
Mobile Phone: _____
Email: _____

Name: _____
Address: _____
Home Phone: _____
Mobile Phone: _____
Email: _____

Name: _____
Address: _____
Home Phone: _____
Mobile Phone: _____
Email: _____

Name: _____
Address: _____
Home Phone: _____
Mobile Phone: _____
Email: _____

ADDRESS BOOK

Name: _____

Address: _____

Home Phone: _____

Mobile Phone: _____

Email: _____

Name: _____

Address: _____

Home Phone: _____

Mobile Phone: _____

Email: _____

Name: _____

Address: _____

Home Phone: _____

Mobile Phone: _____

Email: _____

Name: _____

Address: _____

Home Phone: _____

Mobile Phone: _____

Email: _____

ADDRESS BOOK

Name: _____
Address: _____
Home Phone: _____
Mobile Phone: _____
Email: _____

Name: _____
Address: _____
Home Phone: _____
Mobile Phone: _____
Email: _____

Name: _____
Address: _____
Home Phone: _____
Mobile Phone: _____
Email: _____

Name: _____
Address: _____
Home Phone: _____
Mobile Phone: _____
Email: _____

NOTES

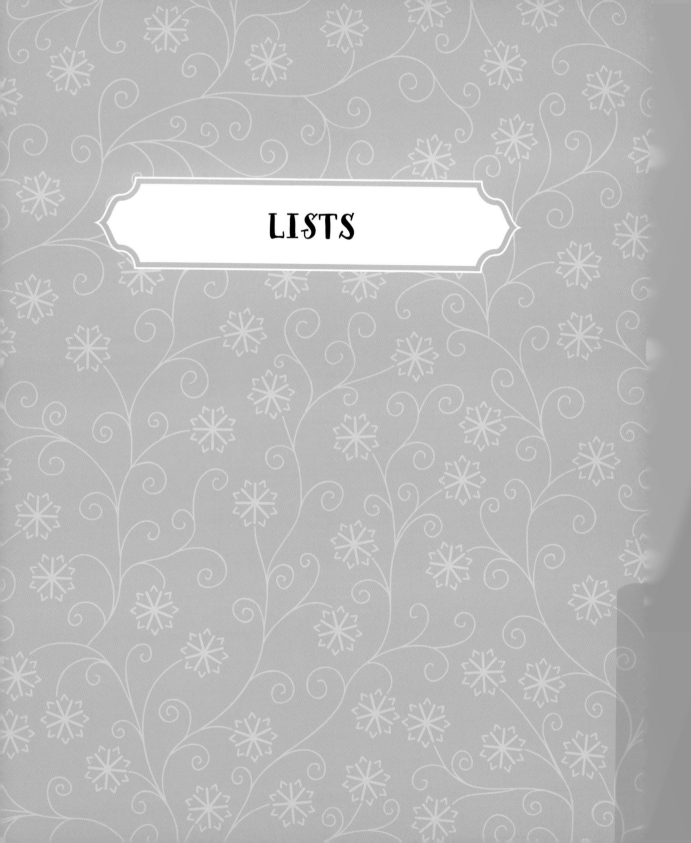

LISTS

GROCERY SHOPPING LIST

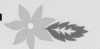

FRUITS
Apples
Bananas
Berries
Grapefruit
Grapes
Melons
Oranges

VEGETABLES
Broccoli
Carrots
Cucumbers
Garlic
Lettuce
Mushrooms
Onions
Peppers
Potatoes
Tomatoes

CANNED GOODS
Beans
Sauce
Soup
Tuna Fish

PROTEINS
Bacon
Beef
Eggs
Pork
Poultry
Sausage

DELI
Cheese
Cold cuts
Salads

BREADS
Bagels
Fresh loaf
Muffins
Pitas
Tortillas

CEREAL
Cold cereal
Granola
Hot cereal

DAIRY
Butter
Cream cheese
Milk
Yogurt

FROZEN GOODS
Dessert
Fries/Tater tots
Pizza

PASTA
Macaroni
Spaghetti

SNACKS
Candy
Chips
Cookies
Crackers
Dip/Sauce
Nuts
Popcorn
Pretzels
Raisins
Snack bars
Trail mix

BEVERAGES
Beer
Coffee
Juice
Soda
Spirits
Tea
Wine

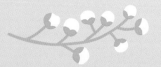

GROCERY LIST

- [ ] _____
- [ ] _____
- [ ] _____
- [ ] _____
- [ ] _____
- [ ] _____
- [ ] _____
- [ ] _____
- [ ] _____
- [ ] _____
- [ ] _____
- [ ] _____
- [ ] _____
- [ ] _____
- [ ] _____
- [ ] _____
- [ ] _____
- [ ] _____
- [ ] _____
- [ ] _____
- [ ] _____
- [ ] _____
- [ ] _____
- [ ] _____
- [ ] _____
- [ ] _____
- [ ] _____
- [ ] _____
- [ ] _____

GROCERY LIST

- [ ] _____
- [ ] _____
- [ ] _____
- [ ] _____
- [ ] _____
- [ ] _____
- [ ] _____
- [ ] _____
- [ ] _____
- [ ] _____
- [ ] _____
- [ ] _____
- [ ] _____
- [ ] _____
- [ ] _____
- [ ] _____
- [ ] _____
- [ ] _____
- [ ] _____
- [ ] _____
- [ ] _____
- [ ] _____
- [ ] _____
- [ ] _____
- [ ] _____
- [ ] _____
- [ ] _____
- [ ] _____
- [ ] _____

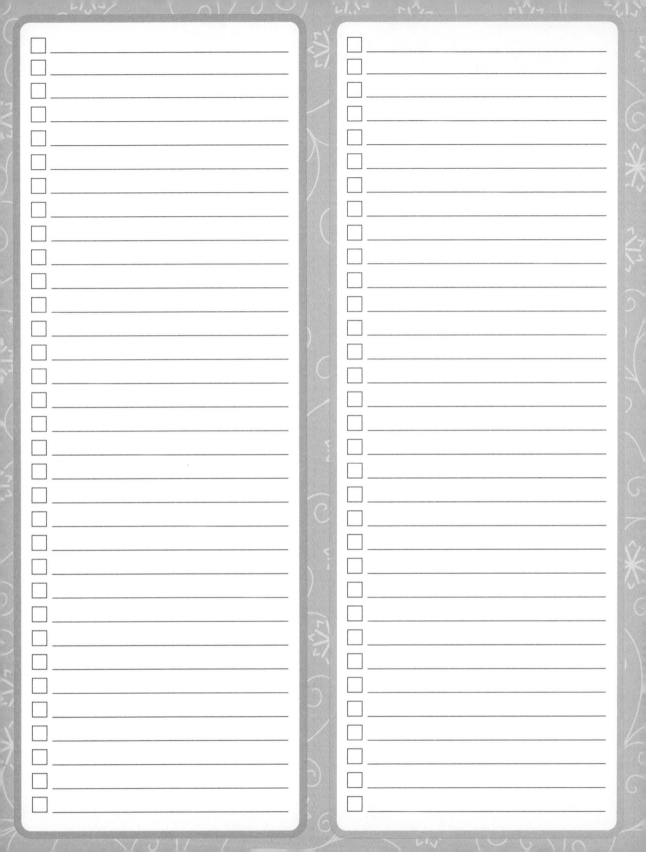

GROCERY LIST

- [ ] _____
- [ ] _____
- [ ] _____
- [ ] _____
- [ ] _____
- [ ] _____
- [ ] _____
- [ ] _____
- [ ] _____
- [ ] _____
- [ ] _____
- [ ] _____
- [ ] _____
- [ ] _____
- [ ] _____
- [ ] _____
- [ ] _____
- [ ] _____
- [ ] _____
- [ ] _____
- [ ] _____
- [ ] _____
- [ ] _____
- [ ] _____
- [ ] _____
- [ ] _____
- [ ] _____
- [ ] _____
- [ ] _____
- [ ] _____

GROCERY LIST

- [ ] _____
- [ ] _____
- [ ] _____
- [ ] _____
- [ ] _____
- [ ] _____
- [ ] _____
- [ ] _____
- [ ] _____
- [ ] _____
- [ ] _____
- [ ] _____
- [ ] _____
- [ ] _____
- [ ] _____
- [ ] _____
- [ ] _____
- [ ] _____
- [ ] _____
- [ ] _____
- [ ] _____
- [ ] _____
- [ ] _____
- [ ] _____
- [ ] _____
- [ ] _____
- [ ] _____
- [ ] _____
- [ ] _____
- [ ] _____

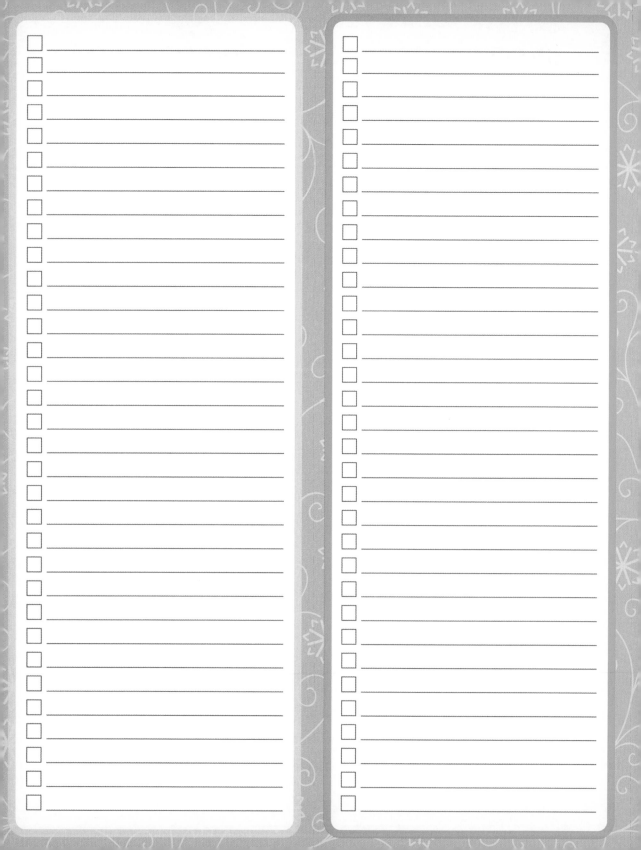

GROCERY LIST

- [ ] _____
- [ ] _____
- [ ] _____
- [ ] _____
- [ ] _____
- [ ] _____
- [ ] _____
- [ ] _____
- [ ] _____
- [ ] _____
- [ ] _____
- [ ] _____
- [ ] _____
- [ ] _____
- [ ] _____
- [ ] _____
- [ ] _____
- [ ] _____
- [ ] _____
- [ ] _____
- [ ] _____
- [ ] _____
- [ ] _____
- [ ] _____
- [ ] _____
- [ ] _____
- [ ] _____
- [ ] _____
- [ ] _____

GROCERY LIST

- [ ] _____
- [ ] _____
- [ ] _____
- [ ] _____
- [ ] _____
- [ ] _____
- [ ] _____
- [ ] _____
- [ ] _____
- [ ] _____
- [ ] _____
- [ ] _____
- [ ] _____
- [ ] _____
- [ ] _____
- [ ] _____
- [ ] _____
- [ ] _____
- [ ] _____
- [ ] _____
- [ ] _____
- [ ] _____
- [ ] _____
- [ ] _____
- [ ] _____
- [ ] _____
- [ ] _____
- [ ] _____
- [ ] _____

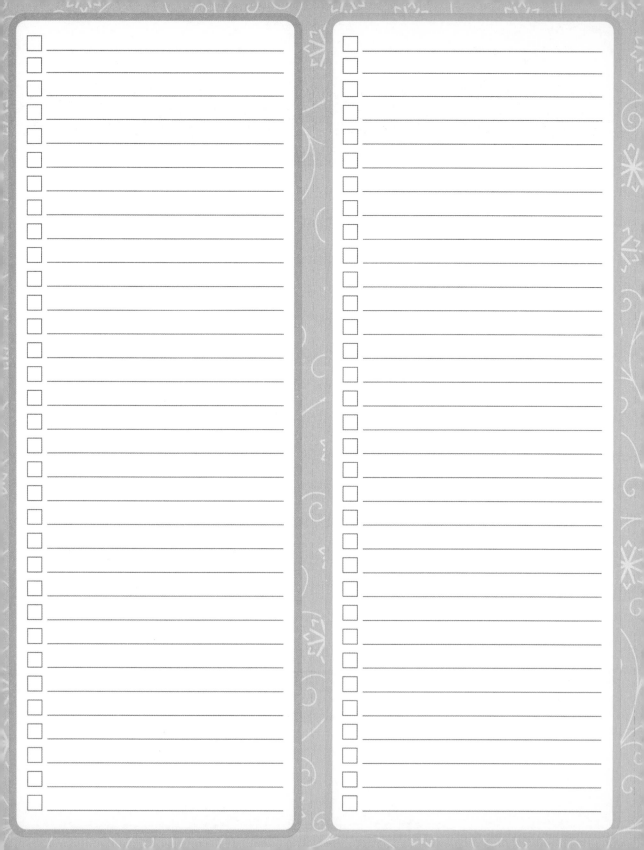

GROCERY LIST

- [ ] _____
- [ ] _____
- [ ] _____
- [ ] _____
- [ ] _____
- [ ] _____
- [ ] _____
- [ ] _____
- [ ] _____
- [ ] _____
- [ ] _____
- [ ] _____
- [ ] _____
- [ ] _____
- [ ] _____
- [ ] _____
- [ ] _____
- [ ] _____
- [ ] _____
- [ ] _____
- [ ] _____
- [ ] _____
- [ ] _____
- [ ] _____
- [ ] _____
- [ ] _____
- [ ] _____
- [ ] _____
- [ ] _____

GROCERY LIST

- [ ] _____
- [ ] _____
- [ ] _____
- [ ] _____
- [ ] _____
- [ ] _____
- [ ] _____
- [ ] _____
- [ ] _____
- [ ] _____
- [ ] _____
- [ ] _____
- [ ] _____
- [ ] _____
- [ ] _____
- [ ] _____
- [ ] _____
- [ ] _____
- [ ] _____
- [ ] _____
- [ ] _____
- [ ] _____
- [ ] _____
- [ ] _____
- [ ] _____
- [ ] _____
- [ ] _____
- [ ] _____
- [ ] _____

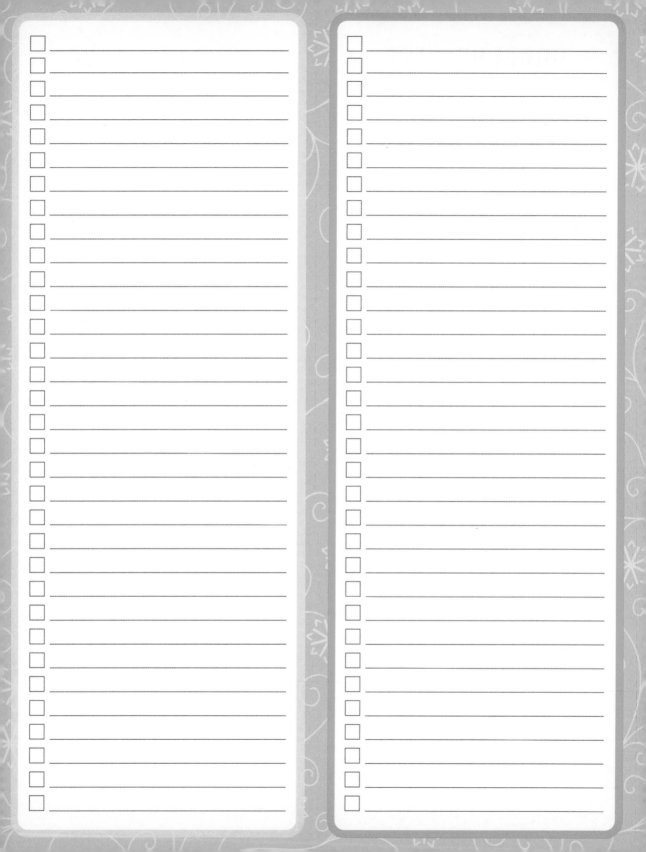

TO DO

- [ ]
- [ ]
- [ ]
- [ ]
- [ ]
- [ ]
- [ ]
- [ ]
- [ ]
- [ ]
- [ ]
- [ ]
- [ ]
- [ ]
- [ ]
- [ ]
- [ ]
- [ ]
- [ ]
- [ ]
- [ ]
- [ ]
- [ ]
- [ ]
- [ ]
- [ ]
- [ ]
- [ ]
- [ ]
- [ ]
- [ ]
- [ ]

TO DO

- [ ]
- [ ]
- [ ]
- [ ]
- [ ]
- [ ]
- [ ]
- [ ]
- [ ]
- [ ]
- [ ]
- [ ]
- [ ]
- [ ]
- [ ]
- [ ]
- [ ]
- [ ]
- [ ]
- [ ]
- [ ]
- [ ]
- [ ]
- [ ]
- [ ]
- [ ]
- [ ]
- [ ]
- [ ]
- [ ]
- [ ]
- [ ]

MEMO

MEMO

TO DO

- [ ]
- [ ]
- [ ]
- [ ]
- [ ]
- [ ]
- [ ]
- [ ]
- [ ]
- [ ]
- [ ]
- [ ]
- [ ]
- [ ]
- [ ]
- [ ]
- [ ]
- [ ]
- [ ]
- [ ]
- [ ]
- [ ]
- [ ]
- [ ]
- [ ]
- [ ]
- [ ]
- [ ]
- [ ]

TO DO

- [ ]
- [ ]
- [ ]
- [ ]
- [ ]
- [ ]
- [ ]
- [ ]
- [ ]
- [ ]
- [ ]
- [ ]
- [ ]
- [ ]
- [ ]
- [ ]
- [ ]
- [ ]
- [ ]
- [ ]
- [ ]
- [ ]
- [ ]
- [ ]
- [ ]
- [ ]
- [ ]
- [ ]
- [ ]

MEMO

MEMO

TO DO

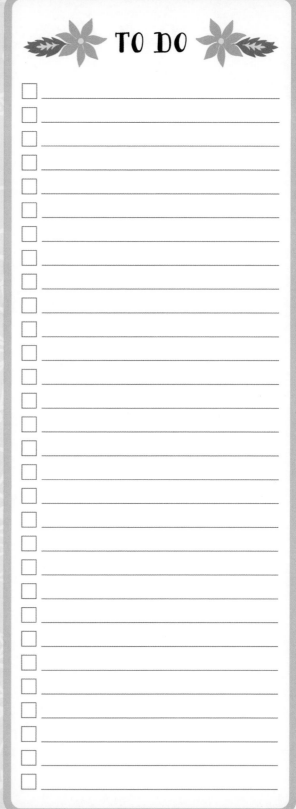

TO DO

MEMO

MEMO

BABYSITTER NOTES

Our Address:
_____
_____

Our Phone Numbers:
_____
_____
_____

Where We Are:
_____
_____

Nap and Bed Times:
_____
_____
_____
_____

Meals and Snacks:
_____
_____
_____
_____

Allergies:
_____
_____
_____

Notes:
_____
_____
_____
_____

BABYSITTER NOTES

Our Address:
_____
_____

Our Phone Numbers:
_____
_____
_____

Where We Are:
_____
_____

Nap and Bed Times:
_____
_____
_____
_____

Meals and Snacks:
_____
_____
_____
_____

Allergies:
_____
_____
_____

Notes:
_____
_____
_____
_____

BABYSITTER NOTES

Our Address:

_____

_____

Our Phone Numbers:

_____

_____

Where We Are:

_____

_____

Nap and Bed Times:

_____

_____

_____

Meals and Snacks:

_____

_____

_____

Allergies:

_____

_____

_____

Notes:

_____

_____

_____

_____

BABYSITTER NOTES

Our Address:

_____

_____

Our Phone Numbers:

_____

_____

Where We Are:

_____

_____

Nap and Bed Times:

_____

_____

_____

Meals and Snacks:

_____

_____

_____

Allergies:

_____

_____

_____

Notes:

_____

_____

_____

_____

BABYSITTER NOTES

Our Address:
_____
_____

Our Phone Numbers:
_____
_____
_____

Where We Are:
_____
_____

Nap and Bed Times:
_____
_____
_____

Meals and Snacks:
_____
_____
_____

Allergies:
_____
_____
_____

Notes:
_____
_____
_____
_____

BABYSITTER NOTES

Our Address:
_____
_____

Our Phone Numbers:
_____
_____
_____

Where We Are:
_____
_____

Nap and Bed Times:
_____
_____
_____

Meals and Snacks:
_____
_____
_____

Allergies:
_____
_____
_____

Notes:
_____
_____
_____
_____

BABYSITTER NOTES

Our Address:
_____
_____

Our Phone Numbers:
_____
_____

Where We Are:
_____
_____

Nap and Bed Times:
_____
_____
_____

Meals and Snacks:
_____
_____
_____

Allergies:
_____
_____

Notes:
_____
_____
_____
_____

BABYSITTER NOTES

Our Address:
_____
_____

Our Phone Numbers:
_____
_____

Where We Are:
_____
_____

Nap and Bed Times:
_____
_____
_____

Meals and Snacks:
_____
_____
_____

Allergies:
_____
_____

Notes:
_____
_____
_____
_____

BABYSITTER NOTES

Our Address:
_____
_____

Our Phone Numbers:
_____
_____

Where We Are:
_____

Nap and Bed Times:
_____
_____
_____

Meals and Snacks:
_____
_____
_____

Allergies:
_____
_____
_____

Notes:
_____
_____
_____

BABYSITTER NOTES

Our Address:
_____
_____

Our Phone Numbers:
_____
_____

Where We Are:
_____

Nap and Bed Times:
_____
_____
_____

Meals and Snacks:
_____
_____
_____

Allergies:
_____
_____
_____

Notes:
_____
_____
_____

BABYSITTER NOTES

Our Address:

_____

_____

Our Phone Numbers:

_____

_____

Where We Are:

_____

Nap and Bed Times:

_____

_____

_____

Meals and Snacks:

_____

_____

_____

Allergies:

_____

_____

Notes:

_____

_____

_____

_____

BABYSITTER NOTES

Our Address:

_____

_____

Our Phone Numbers:

_____

_____

Where We Are:

_____

Nap and Bed Times:

_____

_____

_____

Meals and Snacks:

_____

_____

_____

Allergies:

_____

_____

Notes:

_____

_____

_____

_____